BEI GRIN MACHT SICH IHR WISSEN BEZAHLT

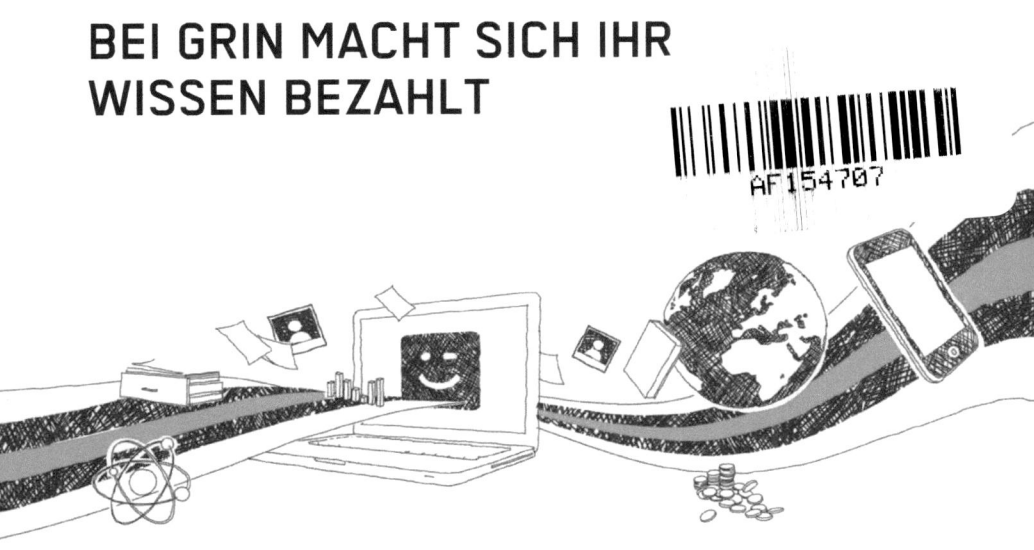

AF154707

- Wir veröffentlichen Ihre Hausarbeit, Bachelor- und Masterarbeit

- Ihr eigenes eBook und Buch - weltweit in allen wichtigen Shops

- Verdienen Sie an jedem Verkauf

Jetzt bei www.GRIN.com hochladen und kostenlos publizieren

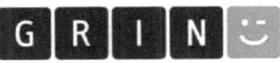

Kamil Wrona

Beratung durch Krankenkassen - Gesetzliche Rahmenbedingungen, Rechte und Pflichten

GRIN Verlag

Bibliografische Information der Deutschen Nationalbibliothek:

Die Deutsche Bibliothek verzeichnet diese Publikation in der Deutschen National-
bibliografie; detaillierte bibliografische Daten sind im Internet über http://dnb.d-
nb.de/ abrufbar.

Impressum:

Copyright © 2006 GRIN Verlag GmbH
Druck und Bindung: Books on Demand GmbH, Norderstedt Germany
ISBN: 978-3-640-85848-4

Dieses Buch bei GRIN:

http://www.grin.com/de/e-book/60452/beratung-durch-krankenkassen-gesetzliche-
rahmenbedingungen-rechte-und

GRIN - Your knowledge has value

Der GRIN Verlag publiziert seit 1998 wissenschaftliche Arbeiten von Studenten, Hochschullehrern und anderen Akademikern als eBook und gedrucktes Buch. Die Verlagswebsite www.grin.com ist die ideale Plattform zur Veröffentlichung von Hausarbeiten, Abschlussarbeiten, wissenschaftlichen Aufsätzen, Dissertationen und Fachbüchern.

Besuchen Sie uns im Internet:

http://www.grin.com/

http://www.facebook.com/grincom

http://www.twitter.com/grin_com

INHALTSVERZEICHNIS

Vorwort

Der Anspruch des Patienten im deutschen Gesundheitswesen auf ausführliche Beratung wird immer größer. Es gibt bereits gesetzliche Grundlagen, welche Krankenkassen dazu auffordern, aufklärende und beratende Maßnahmen im Sinne der Gesundheit (besonders ihrer Versicherten und generell auch) der Bevölkerung anzugehen. Der Anspruch auf Information wird daher gerechtfertigt, da das Angebot an Gesundheitsdienstleistungen immer größer und damit unübersichtlicher wird. Kaum ein Patient weiß mehr, welche Behandlung ob und wann notwendig ist und inwiefern Zugang zu verschiedenen Einrichtungen des Gesundheitswesens ermöglicht wird.

Dahingehend wollen wir in unserer Hausarbeit erst einmal den Begriff Gesundheitsberatung und alle rechtlichen Grundlagen erörtern, welche einerseits Krankenkassen den Beratungsaspekt zusprechen und inwiefern die Patientenrechte diesem Aspekt entgegenkommen.

Im Verlauf werden dann einige Krankenkassen auf ihr Beratungsangebot hin untersucht und aufgrund dessen, auch wenn die Repräsentativität leider nicht gewährleistet werden kann, werden wir dann eine Zukunftsprognose anstellen. Diese Prognose enthält dahingehend unsere Vorstellung von der Zukunft der Implementation des Beratungsanspruches. Zusätzlich befragten wir zudem die von uns untersuchten Krankenkassen, was sie zur Thematik und zur Relevanz des Themas Gesundheitsberatung für eine Meinung vertreten. Das Ergebnis dieser Befragung ist im Kapitel „Statements der Krankenkassen zur Thematik" nachzulesen.

Intention dieser Arbeit war es unter anderem auch, die Prägnanz des Themas „Gesundheitsberatung" aufzuführen, auch aus eigenem Interesse, denn nichts wünscht sich ein Patient mehr, als ausreichend informiert zu werden und am eigenen Behandlungsprozess teilzuhaben. Diesem Wunsch wird auch durch den Versuch im Gesundheitswesen immer mehr die Modelle der „integrierten Versorgung" einfließen zu lassen, entgegengekommen.

1 Theoretische Grundlagen der Gesundheitsberatung

Wenn man den Begriff „Gesundheitsberatung" hört, kommen einem wahrscheinlich nur wage Vorstellungen darüber in den Sinn, welchen Stellenwert dieser Begriff in unserer Gesellschaft mittlerweile einnimmt. Vielleicht wird der eine oder andere darüber Aussagen, dass er mit „Gesundheitsberatung" die Beratung durch Ärzte oder andere Professionelle, sowie Heilberufler aller Art in Sachen Gesundheit verbindet. Seltener aber wird man diesen Begriff mit Krankenkassen in Zusammenhang bringen. Doch sollte dies mittlerweile eigentlich nicht mehr der Fall sein. Auch Krankenkassen, als fester Akteur im Gesundheitswesen, sind mittlerweile sogar gesetzlich zur Beratung ihrer Kunden verpflichtet. Um diese Thematik nun weiter zu konkretisieren, aber auch einen theoretischen Einstieg zu schaffen, erscheint es zunächst nötig, den Begriff „Gesundheitsberatung" selbst zu definieren, bevor auf weitere Aspekte der Gesundheitsberatung durch Krankenkassen angelehnt werden kann. Hierfür erscheint es sinnvoll den Begriff in seine zwei Bestandteile „Gesundheit" und „Beratung" zu trennen.

Die WHO, World Health Organization, definiert „Gesundheit" seit dem 7 April 1948 folgendermaßen:

"Health is a state of complete physical, mental and social well-being and not merely the absence of disease or infirmity."

(Online im Internet: WWW: http://www.who.int/about/definition/en/)

Sinngemäß übersetzt lässt sich also sagen, dass Gesundheit der Zustand vollkommenen körperlichen, seelischen und sozialen Wohlbefindens sei und nicht nur die Abwesenheit von Krankheit und Gebrechen.

Beratung hingegen lässt sich folgendermaßen definieren:

"Beratung ist ein zwischenmenschlicher Prozess (Interaktion), in welchem eine Person (der Ratsuchende oder Klient) in und durch die Interaktion mit einer anderen Person (dem Berater), mehr Klarheit über eigene Probleme und deren Bewältigungsmöglichkeiten gewinnt. Das Ziel von Beratung ist die Förderung von Problemlösungskompetenz"

(Rechtien, 1998)

Entsprechend erscheint eine Definition des Begriffs „Gesundheitsberatung" trivial. Ist es doch einfach die Zusammenführung beider Begriffe. Behnke, Demmler & Unterhuber (2001) definieren Gesundheitberatung folgendermaßen:

„Gesundheitsberatung heißt, den Konsumenten durch Aufklärung, Information und Beratung in die Lage zu versetzen, bei der Entscheidung über die Inanspruchnahme von Gesundheitsleistungen mitzuwirken. Gesundheitsberatung versucht die Idee der Kundenorientierung auch im Gesundheitswesen zu etablieren. Dabei soll der Kunde durch Information und Beratung so weit wie möglich befähigt werden, bei der Befriedigung seiner Gesundheitsbedürfnisse mitzuentscheiden"

(Behnke, Demmler & Unterhuber 2001, S.53)

Eine weitere Definition, hier nach Faltermeier (2004), lautet:

„Gesundheitsberatung kann [...] als eine professionelle Beratung verstanden werden, die sich auf Gesundheitsthemen und -probleme bezieht und das Ziel hat, über psychologische und soziale Veränderungsmethoden Krankheiten zu verhindern, Gesundheit zu fördern und die Bewältigung einer Krankheit zu unterstützen"

(Faltermeier 2004, S. 1064)

Die Relevanz des Begriffes, stellt sich jedoch erst dadurch heraus, wenn man u.a. die Entwicklung der Rolle des Patienten im Gesundheitswesen betrachtet. Nach Dierks et al. (2001) hat sich das Rollenverständnis des Patienten in den letzten Jahrzehnten stark verändert. Die Problematik dabei ist, dass der Mensch in der Rolle des Patienten über lange Zeit fremdbestimmt war und damit keinerlei Souveränität im Behandlungsprozess etc. inne hatte. Dies hat sich aber im Laufe der Zeit zum größten Teil gewandelt. Der Patient ist nun nicht mehr „unmündiger Patient", der sich den Entscheidungen der Leistungserbringer im Gesundheitswesen zu beugen hat. Es lässt sich feststellen, dass der Patient in immer größerem Maße in das Gesundheitssystem integriert wird. Dabei liegt die Betonung insbesondere auf der Mitbeteiligung des Patienten bei der Interaktion zwischen Patient und den Akteuren des Gesundheitswesens. Daraus ergibt sich mittlerweile aber auch u.a. ein wachsender Beratungsbedarf in Sachen Gesundheit. Aus seiner neu gewonnenen Autonomie heraus will der Patient mitbestimmen, sich einbringen, sein Wissen maximieren. Der Patient strebt hierbei nach mehr Informationen in eigener Sache, um vergleichen und abwägen zu können, was das Beste für ihn sei. (vgl. Dierks et al. , 2001)

Die Akteure des Gesundheitswesens, insbesondere Professionelle (wie Ärzte) und Krankenkassen (gesetzlich und privat) sind entsprechend dazu angehalten, den Beratungsbedarf der Patienten zu decken. Schließlich ist der Patient auch als „Koproduzent" seiner Gesundheit anzusehen, welches eine Deckung und Ausrichtung an den Patientenbedürfnissen immer erforderlicher macht. (vgl. Dierks et al. , 2001, S. 5 – 26)

Während aber die Beratung im Gesundheitswesen durch Ärzte keine neue Aufgabe darstellt oder darstellen sollte, ist die Beratung durch Krankenkassen in Gesundheitsfragen vergleichsweise ein durchaus neues Element, welches sogar gesetzlich geregelt wurde. Letzteres werden wir in diesem Zusammenhang noch im späteren Verlauf dieser Hausarbeit erläutern. Zunächst gilt es nämlich festzustellen, dass der Gesundheitsberatung durch die neu gewonnene Autonomie des Patienten als Kunde im Gesundheitswesen eine immer größere Bedeutung zukommt. Außerdem wird das Leistungsangebot immer intransparenter. Zudem sind Informationen heutzutage überall und für „jeder Mann" frei zugänglich, so dass insbesondere auch die Qualität der Beratung eine wichtige Rolle spielt. Krankenkassen müssen in diesem Zusammenhang also sowohl den Beratungsbedarf ihrer Kunden decken, als auch dabei die Qualität ihrer Beratung wahren.

1.2 Aufgaben und Ziele

Aufgaben und Ziele der Gesundheitsberatung lassen sich nach Beyer (2003) entsprechend in fünf große Bereiche untergliedern.

- „Informieren" und „Aufklären" aus der Erkenntnis heraus das der Mensch in der Regel zu wenig weiß, um richtige Entscheidungen in Bezug auf seine Gesundheit treffen zu können. (vgl. Beyer, 2003, S. 14 – 15)
- „Koordinieren" und „Unterstützen" aus der Erkenntnis heraus, dass sich vor allem durch gute Patienten- und Ergebnisorientierung im Leistungsgeschehen effektiver und effizienter arbeiten lässt, und dass verbesserte soziale Netzwerke der Patienten die Selbsthilfepotentiale aktivieren. (vgl. Beyer, 2003, S. 16 – 17)
- „Stärkung der Arzt – Patienten – Beziehung" aus der Erkenntnis heraus, dass durch eine aktive Mitbeteiligung des Patienten am Heilungsprozess beispielsweise, die Heilungsraten und Kundenzufriedenheit deutlich verbessert werden. (vgl. Beyer, 2003, S. 17 – 18)

- „Verringerung sozialer Ungleichheiten im Hinblick auf das Gesundheitsrisiko" aus der Erkenntnis heraus, dass sich durch eine bessere Vermittlung von Informationen mit gesundheitlicher Relevanz (z.B. Leistungsansprüche des Patienten) die Selbstbestimmung des Patienten verbessert, welches wiederum zum Beispiel die Inanspruchnahme unnötiger Gesundheitsleistungen verringert (vgl. Beyer, 2003, S. 18)

- „persönliche Beratung" aus der Erkenntnis heraus, dass besonders eine persönliche Beratung für bestimmte Menschengruppen in Bezug auf ihren Informationsstand über Gesundheitsleistungen etc. z.Z. sehr gering ausfällt. (vgl. Beyer, 2003, S. 19)

Diese aufgeführten Aufgaben und Ziele lassen die Relevanz der Gesundheitsberatung erkennen. Im weiteren Verlauf dieser Hausarbeit werden wir diese Relevanz auf die praktische Umsetzung durch Krankenkassen reflektieren. Zuvor aber, sollte aus der Sicht des Patienten heraus auf den eigentlichen subjektiven Beratungsbedarf eingegangen werden. Dies macht eine Bewertung der Beratung durch Krankenkassen einfacher.

2   Der Patient als Kunde und Versicherter im Gesundheitswesen

Der Mensch ist in erster Linie „Nutzer" des Gesundheitswesens. Als Nutzer kann er wie Abbildung 1 aufzeigt verschiedene Rollen auf den drei unterschiedlichen Ebenen, Mikro-, Meso-, Markoebene, einnehmen. (vgl. Dierks et al. , 2001, S. 4 – 5) Wir konzentrieren uns im Zusammenhang mit dieser Hausarbeit wesentlich auf die Rolle des Kunden und Versicherten.

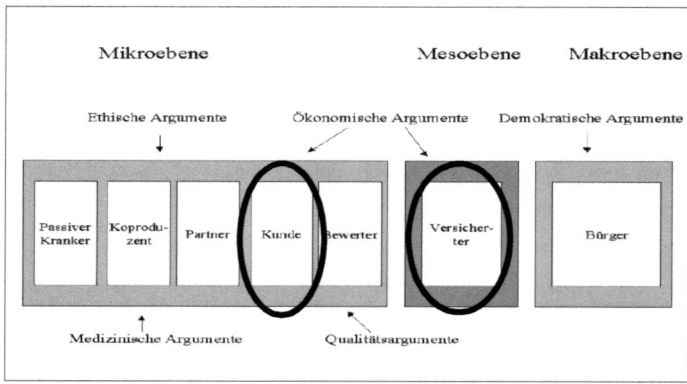

Abbildung 1: Rollen der Nutzer des Gesundheitswesens

Kunde

Der Patient als Nutzer des Gesundheitswesens ist im ökonomischen Sinne „Kunde des Gesundheitswesens", da er kostenpflichtige Dienstleistungen, wie z.B. eine ambulante Behandlung, in Anspruch nimmt. In diesem Sinne werden die Kosten der Leistungen meist von den Krankenkassen übernommen, deren der Kunde angehört. Die Krankenkassenleistung im Hinblick auf die Bezahlung der vom Patienten in Anspruch genommenen Dienstleistung, orientiert sich dabei am Versicherungsangebot der Krankenkassen. (vgl. Dierks et al. , 2001, S. 14 – 15) Dieses Angebot kann nach unserer Erkenntnis, mit Ausnahme der standardisierten Leistungen, von Kasse zu Kasse variieren. Entsprechend macht dies unserer Ansicht nach eine gute Beratung des Kunden bezüglich der Versicherungsleistungen erforderlich.

Versicherter

„Wesentliches Strukturprinzip des deutschen Gesundheitswesens, ist die (freiwillige oder zwangsweise) Zugehörigkeit des Patienten zu einer öffentlich – rechtlichen Körperschaft mit Selbstverwaltung, der Krankenkasse." (Dierks et al. , 2001, S. 22)

Diese freiwillige oder zwangsweise Zugehörigkeit zu einer Krankenkasse macht es unserer Ansicht nach erforderlich, dem Patienten auch ein entsprechendes Angebot an Versicherungsleistungen zu liefern. Hierzu gehört unserer Ansicht nach, insbesondere heutzutage, ein gutes Beratungsangebot durch Krankenkassen. Aus unserer Sicht heraus ist der Gesundheitsmarkt heutzutage mit den verschiedensten Leistungen überfüllt. Dies macht die Beratung des Patienten umso erforderlicher, um mit der wachsenden Flut an Leistungsangeboten und Intransparenz, beispielsweise durch ständige Reformen, zurechtzukommen. Aber auch die Krankenkassen selbst haben mittlerweile die verschiedensten Leistungsangebote, worauf wir allerdings noch später eingehen möchten. Vorweg sei dennoch gesagt, dass der Patient auch den Überblick in dieser Hinsicht beibehalten muss. Die Krankenkassen müssen also eine gute Beratung anbieten können, um den Informationsbedarf der Patienten zu decken, um aber auch in der freien Marktwirtschaft der Bundesrepublik Deutschland überhaupt überdauern zu können. Denn es herrscht ein harter Wettbewerb um Versicherte unter den Krankenkassen selbst. Dies ist insofern problematisch, als dass der Kunde nicht nur als Patient angesehen werden könnte und somit falsch bzw. eigennützig beraten wird. Dies macht rechtliche Grundlagen erforderlich, auf die wir auch noch zu sprechen kommen wollen. Zudem steigt die Anzahl an chronisch Kranken, welches auch eine gute Beratung in Hinblick auf die

Inanspruchnahme von Gesundheitsleistungen erfordert. Die Relevanz der Gesundheitsberatung durch Krankenkassen ist umso bedeutsamer.

2.1 Beratungsbedarf und Patientenbedürfnisse

Wie schon erwähnt sind die Krankenkassen im Hinblick auf den aktuellen Stand des Gesundheitswesens unbedingt dazu angehalten den Beratungsbedarf ihrer Kunden bzw. der Versicherten zu decken. Zudem ist es erforderlich für eine qualitativ und quantitativ gute Gesundheitsberatung zu sorgen. *„Das Interesse an Gesundheits- und Krankheitsfragen in Deutschland äußert sich vielfältig."* (Beyer, 2003, S. 33) Beratungsbedarf besteht nach Köhler (1998) von Seiten des Kunden aus in den folgenden Themenschwerpunkten:

- *Wissensbedarf über die Institutionen des Gesundheitswesens*
- *Wissensbedarf über die zu kontaktierenden Einrichtungen des Gesundheitswesens im Bedarfsfall*
- *genereller Wissensbedarf über medizinische und biologische Prozesse des menschlichen Körpers*
- *spezieller Wissensbedarf über individuelle Veränderungen (Diagnose, Therapie und Prognose)*

(Köhler, 1998, S. 49)

Der Bedarf ergibt sich dabei, wie schon herausgearbeitet, aus den folgenden Aspekten heraus:

- Qualitätsmängeln in der gesundheitlichen Versorgung
- Interaktions- und Kommunikationsprobleme
- Mangel an Information und Beratung
- zunehmender Unübersichtlichkeit und Intransparenz des Gesundheitswesens
- mehr Wettbewerb unter den Krankenkassen
- Zunahme von chronischen Erkrankungen

Interessant erscheint hierbei die Frage, warum Krankenkassen grundsätzlich den Beratungsbedarf der Patienten decken sollten, wenn doch hierfür nach allgemeinem Verständnis der Öffentlichkeit, die Ärzte zuständig sind. Dies ergibt sich aber aus der Problematik heraus, dass nach eigener Aussage von Patienten, die behandelnden Ärzte beispielsweise nicht genügend Zeit für eine ausführliche Beratung aufwenden und dass die Patienten immer noch nicht genügend in die Entscheidungen des Arztes einbezogen werden. Somit bleiben Patienten oft uninformiert, welches u.a. die Krankenkassen auszugleichen Wissen sollten. (vgl. Hauss & Gatermann, 2004, S. 14)

2.1.1 Anforderungen an die Krankenkassen

Da viele Bürger verunsichert sind, was insbesondere auch das Gesundheitswesen angeht, welches sich ständig verändert und dadurch sehr intransparent wird, ist daraus ein ständig wachsender Informationsbedarf entstanden. Insbesondere Patienten haben den größten Informationsbedarf. (vgl. Hauss & Gatermann, 2004, S. 15)

„[…] *sehen 60 Prozent der Befragten in ihrer Krankenkasse den wichtigsten Vertreter ihrer Interessen. Die Erwartungen an die Krankenkassen, die sich aus dem Informationsbedarf und den Vertretungsansprüchen ergeben, sind recht konkret.*" (Hauss & Gatermann, 2004, S. 15)

2.2   Patientenrechte in Deutschland

Nachdem der Beratungsbedarf/ -bedürfnis nun dargestellt wurde, muss im weiteren Schritt im Hinblick auf die Beratungsbedürfnisse der Patienten zunächst geklärt werden, welche Rechte der Patient in Deutschland überhaupt besitzt, um u.a. an Informationen zu gelangen die die Beratungsbedürfnisse der Patienten klären.

Der Anspruch an Patientenrechte ist vordergründig, den Patienten vor nicht autorisierten Eingriffen zu schützen. Neben dieser Schutzfunktion, soll dem Patienten in der Theorie, durch seine Rechte, die Befähigung gegeben werden, an seinem Behandlungsprozess mitzugestalten. Dadurch ergibt sich per se, dass der Patient auch für seine Gesundheit mitverantwortlich ist, sich daher auch motiviert und verstärkt dafür einsetzen soll. (vgl. Bürger, 2003, S. 21)

Die Patientenrechte, welche die zwei gerade erwähnten Schwerpunkte (der Schutzfunktion und der Befähigung) ermöglichen sollen, sind in mehreren Patientenrechtskatalogen enthalten.

Vorhin wurde kurz erwähnt, dass die Patientenrechte eine sog. „Schutzfunktion" beinhalten, dies bedeutet implizit, dass „alle Patienten [...] *unabhängig von ihrer Nationalität, ihrer Religion, ihrem sozialen Status, ihrem Wohnort oder ihrem Geschlecht das Recht auf gleichen Zugang zu den Einrichtungen des Gesundheitswesens"* haben. Hinzu kommt noch das Recht auf „*Achtung, Würde und Integrität sowie das Recht auf Vertraulichkeit und Wahrung der Privatsphäre"*, mitsamt dem Recht auf „*Selbstbestimmung sowie das Recht auf Information"*. (Bürger, 2003, S.21)

Ausreichend Informationen benötigen Patienten, um autonom für sich entscheiden zu können und ein kompetenter Teil in unserem Gesundheitswesen zu werden, man erinnere sich nur an den zuvor erwähnten Begriff des „autonomen Patienten". Besonders in unserer zukünftigen Rolle als Gesundheitskommunikatoren, ist es für uns wichtig, relevante Informationen an die Patienten zu kommunizieren. Dieser Gesichtspunkt spielt auf das Recht auf Information und Selbstbestimmung ab, welches die nötigen Grundlagen für die patientenorientierte Information im Gesundheitswesen bildet. Daher werden wir uns auch im weiteren Verlauf grundsätzlich mit diesen beiden Rechten beschäftigen. (Bürger, 2003 , S.21)

Das Recht auf Information

Damit der Patient sich auch kompetent im Gesundheitswesen zurechtfindet, benötigt er eine Fülle an Informationen, was auch eine notwendige Transparenz voraussetzt. Solche Informationen müssen bereitgestellt und auch kommuniziert werden. Damit der Patient das nötige Wissen hat, an welche Institutionen er sich bei bestimmten Situationen wenden muss, den richtigen Zugang zum Gesundheitswesen findet, wie er sich präventiv verhält um z.B. mit einer bestimmten Krankheit besser umzugehen und damit er die gesamte Struktur des Gesundheitssystems und –netzes versteht, benötigt er Informationen. Auch ist es ihm laut Gesetz zugesprochen, alle relevanten Daten und Informationen über seinen derzeitigen Gesundheitszustand vom Arzt zu erhalten und zu erfahren, wie demnächst vorzugehen sei, daher sind vom behandelnden Arzt auch wahrheitsgetreue Aussagen zu erwarten. Dies bedeutet also kurz gesagt ein „Informieren" vor, während und nach einer Behandlung. (vgl. Bürger, 2003 , S.22)

Um noch ein weniger näher zu erläutern, inwiefern das Ziel des sogenannten „autonomen Patienten" durch rechtliche Grundlagen erreicht werden soll, folgt nun „das Recht des Patienten auf Selbstbestimmung"

Das Recht des Patienten auf Selbstbestimmung

Dieses Recht hat zwei Gesichtspunkte betreffend die Beziehung zwischen Arzt und Patient:

1. Patient hat das Recht auf eine freie Arztwahl
2. Patient hat das Recht den Verlauf einer Behandlung mit zu beeinflussen, indem er entscheidet, ob eine bestimmte Behandlung auch durchgeführt werden soll. (Mit eingeschlossen ist damit auch die generelle Zusammenarbeit zwischen Arzt und Patient, bei dieser Kooperation bestimmen beide über den Ablauf einer Behandlung)

Den Vorgang im Sinne des Rechtes auf Selbstbestimmung wird in der Theorie so gesehen, dass wenn der Patient seine Arztwahl abgeschlossen hat, und ihm von diesem Arzt eine Behandlung vorgeschlagen wurde, entscheidet der Patient ob er damit einverstanden ist. Dies setzt wiederum voraus, dass im Vorhinein der Arzt den Patienten auch ausreichend über Diagnose, welche durch die Anamnese bedingt ist, und alle entscheidenden Kriterien des zu erwartenden Behandlungsablaufes, falls dieser Behandlungsweg auch eingeschlagen wird, aufgeklärt hat. Die Aufklärung sollte daher auch in einer für Laien verständlichen Form geschehen. In Folge dessen entscheidet im Nachhinein der aufgeklärte Patient, ob und welcher Behandlung, da meistens mehrere Optionen geboten werden müssen, er sich unterziehen lassen will. (siehe Bürger, 2003, S.23)

Zusammenfassend kann gesagt werden, dass das Informieren des Patienten an sich immer bedeutender wird, besonders da der Gesundheitssektor immer mehr zu einem umkämpften Markt wird, in dem ökonomische Grundsätze und Konkurrenzkampf genauso Einzug halten wie in den anderen marktwirtschaftlichen Bereichen auch. Dazu gehört auch ein Kampf um Kunden. Patienten müssen beworben werden, wozu derjenige, welcher seiner Patienten bzw. seinen Versicherten auch ein große Menge an qualitativ hochwertigen Informations- und Beratungsangeboten liefern kann, im Vorteil ist, also mehr Kunden/ Patienten für sich gewinnen kann. Gesetzesgeber werden aber darauf achten, dass der Sozialaspekt nicht zu kurz kommt. Auch im Anbetracht der von uns im obigen Teil der Hausarbeit benannten WHO – Definition, welche besagt, dass auch (seelisches) Wohlbefinden ein wesentlicher Faktor für die Gesundheit ist, schildert die rechtliche Grundlage ein Umdenken in Gesundheitssystem. Der Patient ist nicht mehr nur ein passiver und zu behandelnder Mensch, bei dem es darauf ankommt rein pathologisch gesehen, ein physisches Leiden zu kurieren. Der Sprung zur Salutogenese, dem Patienten zum „Gesunden" zu verhelfen, wird die Maxime der Zukunft sein. Nicht zu verleugnende

Fragestellung wird allerdings auch sein, ob die Berufsethik eines Arztes allein ausreicht, um ihm davor zu bewahren, ökonomische Interessen in den Vordergrund zu stellen. (vgl. Bürger, 2003, S. 30)

3 Beratung durch Krankenkassen

Das Sozialgesetzbuch (SGB) bildet durch §§13 bis 15 SGB I und §§ 1 SGB V die gesetzlich rechtliche Grundlage für die Gesundheitsberatung durch Krankenkassen. Denn durch Aufklärung und Beratung soll es dem Versicherten erleichtert werden, eine Krankheit zu überstehen, oder mit den Folgen dieser, fertig zu werden, oder im besten Falle, den Eintritt einer Krankheit zu vermeiden. Mit der (finanziellen) Unterstützung seiner Krankenkasse, soll der Versicherte im Bedarfsfall Dienstleistungen und Sachleistungen (Prothesen, Pharmaprodukte etc.) in Anspruch nehmen können, welche auch den aktuellen Stand der medizinisch wissenschaftlichen Erkenntnisse und des Fortschritts entsprechen. Durch die gesetzlichen Regelungen ist der genaue Rahmen für Beratungsangebote allerdings recht offen gehalten. Es ist zwar durch das Gesundheitsreformgesetz §§ 20 SGB V der Handlungsrahmen der Primärprävention und der betrieblichen Gesundheitsförderung als Förderansatz hinzugekommen, allerdings ist die genaue Ausgestaltung des Beratungsangebots in seiner ganzen inhaltlichen Ausführung, frei an jeder einzelnen Krankenkasse gelegen. (vgl. Beyer, 2003, S. 42)

Ob der Anspruch auf Leistungen und Beratungsangebote, welche vorsehen, den Gesundheitszustand der Versicherten, welche diese in Anspruch nehmen, zu verbessern, auch wirklich erfüllt wird, ist inhaltlicher Schwerpunkt des nächsten Kapitels.

3.1 Gesetzliche Grundlagen

Möchte man die rechtlichen Vorlagen für gesetzliche Krankenkassen zum Thema „Beratung" herausstellen, macht es Sinn das Sozialgesetzbuch der Bundesrepublik Deutschland näher zu betrachten. Das Sozialgesetzbuch stellt dabei die Zusammenfassung des Sozialrechts dar. Es enthält „[…] sowohl Regelungen über die verschiedenen Zweige der Sozialversicherung, die früher in der Reichsversicherungsordnung kodifiziert waren, als auch über jene Teile des Sozialrechts, die nicht den Charakter einer Versicherung tragen, sondern als Leistungen staatlicher Fürsorge aus Steuermitteln finanziert werden." (Online im Internet: WWW: http://de.wikipedia.org/wiki/Sozialgesetzbuch) Das

Sozialgesetzbuch selbst gliedert sich in 12 Bücher. Das Buch I (SGB I) und V (SGB V) bieten im Zusammenhang verschiedene rechtliche Rahmenbedingungen. Im Folgenden wollen wir dabei auf

1. SGB I: Allgemeiner Teil: Zweiter Abschnitt; Einweisungsvorschriften / Erster Teil; Allgemeines über Sozialleistungen und Leistungsträger / §§ 13, 14, 15
2. SGB I: Allgemeiner Teil: Zweiter Abschnitt; Einweisungsvorschriften / Zweiter Teil; Einzelne Sozialleistungen und zuständige Leistungsträger / § 21
3. SGB V: Gesetzliche Krankenversicherung: Drittes Kapitel: Leistungen der Krankenversicherung / Dritter Abschnitt: Leistungen zur Verhütung von Krankheiten / § 20
4. SGBV: Gesetzliche Krankenversicherung: Drittes Kapitel: Leistungen der Krankenversicherung / Zehnter Abschnitt: Weiterentwicklung der Versorgung / § 65b, § 66
5. SGB V: Gesetzliche Krankenversicherung: Neuntes Kapitel: Medizinischer Dienst der Krankenversicherung / Erster Abschnitt: Aufgaben / § 275

SGB I, § 13

Die gesetzlichen Krankenkassen sind nach § 13 Sozialgesetzbuch (SGB) I dazu verpflichtet, die Bevölkerung über Rechte und Pflichten nach dem SGB aufzuklären. Auffallend ist, dass in die Vorschrift die ganze Bevölkerung einbezogen wird. Somit ist die Krankenkasse dazu angehalten, auch nicht versicherte Personengruppen zu unterweisen. Beratung bzw. Aufklärung ist somit bezogen auf alle. Darüber hinaus ist der Krakenkasse auch eine klare Grenze in Hinsicht ihrer Leistungserbringung gesetzt. „Nach § 13 SGB I findet die Aufklärungstätigkeit der Krankenkassen ihre Grenze am Zuständigkeitsbereich, der sich aus Gesetz und Ordnung ergibt". (Vieß 1995, S. 160) § 13 SGB I hat somit einen allgemeinenen Hintergrund. (vgl. Berkenkopf, 2005, S 18)

SGB I, §§ 14 & 15

§ 14 und § 15 SGB I sind im Gegensatz zu § 13 personenbezogen. Nach § 14 SGB I hat jeder Anspruch auf Beratung über seine Rechte und Pflichten, gegenüber dem jeweils betroffenen Träger. Der § 15 SGB I regelt, dass die Krankenkasse Auskunft zu leisten hat, ggf. in Kooperation mit weiteren Trägern. Beratung ist in diesem Sinne umfassender als Auskunft. (vgl. Berkenkopf, 2005, S. 18)

SGB V, § 20

„Der § 20 SGB V trägt die Überschrift „Prävention und Selbsthilfe". Hier wird in § 20 Abs. 1 SGB V den Krankenkassen die Möglichkeit eröffnet, Leistungen zur primären Prävention vorzusehen, die den allgemeinen Gesundheitszustand verbessern, und einen Beitrag zur Vermeidung sozial bedingter Ungleichheiten zu liefern. Die Spitzenverbände beschließen prioritäre Handlungsfelder. § 20 Abs. 4 SGB V regelt die finanzielle Förderung von Selbsthilfegruppen, -organisationen und –kontaktstellen, die sich Prävention und Rehabilitation zur Aufgabe gemacht haben. Der § 20 SGB V hat für die Etablierung von Gesundheitsberatung durch die gesetzlichen Krankenkassen einen besonderen Stellenwert." (Berkenkopf, 2005, S.19)

SGB I, § 21

Paragraph § 21 SGB I hat den Titel „Leistungen der gesetzlichen Krankenversicherung". Hier wird zusammengefasst welche Leistungen nach dem Recht der gesetzlichen Krankenversicherungen in Anspruch genommen werden können. Hierbei ist es natürlich wichtig, den Verbraucher auch über die in diesem Paragraphen genannten Aspekte zu informieren. Die Krankenkassen sind rechtlich dazu angehalten, dem Patienten diese Leistungen nicht zu verwehren.

SGB V, § 65b

„Eine für die GKV mittelbare rechtliche Regelung zur Gesundheitsberatung impliziert der § 65b SGB V, der die Spitzenverbände anweist, Einrichtungen zur Verbraucher- und Patientenberatung mit jährlich 5.113.000 € zu fördern. Die Verortung dieser Aufgabe im System der GKV lässt ihr eine Art Brückenfunktion zukommen und dokumentiert damit die besondere Rolle der GKV im Bereich Gesundheitsberatung." (Berkenkopf, 2005, S.19)
„§ 65b SGB V, der im Recht der gesetzlichen Krankenversicherung erstmals zur institutionellen Förderung der Verbraucher- und Patientenberatung aus Beitragsmitteln schafft führt zwei Bereiche zusammen, die bisher eher nebeneinander existiert haben, das Krankenversicherungssystem mit seinen Gesundheitsleistungen und den gesundheitlichen Verbraucherschutz." (Franke, Mühlenbruch 2004, S.161)

SGB I, § 66 & § 275

„Nach § 66 SGB V können die Krankenkassen Versicherte bei der Verfolgung von Schadensersatzansprüchen, die im Zusammenhang mit Behandlungsfehlern aus GKV-Leistungen rühren, unterstützen. Dies wird mittlerweile insbesondere von den großen

„Versorgerkassen" als wichtiges Instrument der Beratung verwandt. Im Übrigen entspricht dies auch dem Wunsch der Versicherten, wie eine Studie belegt, in der sich 86,9% der Befragten für eine stärkere Unterstützung der Krankenkassen bei der Verfolgung von Schadensersatzansprüchen aussprechen. (vgl. Zok, 1999) Dieses Engagement hat jedoch dort seine Grenzen, wenn es um die Übernahme von Prozesskosten geht, da es rechtlich nicht möglich ist. Im indirekten Zusammenhang zum § 66 SGB V steht auch der § 275 SGB V, der den Krankenkassen die Möglichkeit einer gutachterlichen Stellungnahme und somit des Hinzuziehens fachspezifischen Sachverstandes durch den Medizinischen Dienst der Krankenversicherung (MdK) bietet." (Berkenkopf, 2005, S.19 - 20)

Wie oben aufgeführt, ist also die Beratung durch Krankenkassen gesetzlich geregelt. Die von uns erwähnten Gesetzestexte sind dabei nur ein Auszug aus dem umfassenden Inhalt der Gesetzesvorlage. Auch in anderen Paragraphen finden sich rechtliche Regelungen darüber, dass der Patient das Recht auch Beratung hat. Als Beispiel sei hier der §§ 140 a ff, SGB V erwähnt. Hier wird darauf hingewiesen, dass der Patient das Recht hat umfassend über das Modell der „integrierten Versorgung" aufgeklärt zu werden. Im nächsten Kapitel möchten wir daher darauf eingehen, ob denn diese gesetzlichen Regelungen den Patientenbedürfnissen überhaupt gerecht werden.

3.1.2 Werden die Gesetze den Patientenbedürfnissen und Rechten gerecht?

Aus zwei gesetzlichen Richtungen geht die Zielverwirklichung des „autonomen Patienten" los. Die erste wäre in diesem Zusammenhang die Kodifizierung der Patientenrechte im Gesundheitswesen. Die zweite Richtung wäre die im Sozialgesetzbuch (SGB) beinhaltete Grundlage, dass Krankenkassen verpflichtet sind, aufklärende und beratende Maßnahmen auszuführen, was die rechtlichen Grundlagen für die Gesundheitsberatung bildet.

Wie halten es für ratsam, erst einmal eine knappe Einführung in die Patientenrechte zu geben, beginnend mit den frühen Achtzigern des zwanzigsten Jahrhunderts bis zur jetzigen Gegenwart, damit ein besseres Verständnis für die erst relativ späte Einsicht, einen wirklich mündigen Patienten zu schaffen verdeutlicht werden kann. Daraus ergibt sich auch die Erkenntnis, warum wir im Moment noch nicht so weit sind, den wahrhaft mündigen und autonomen Patienten überall in Deutschland verzeichnen zu können.

Die Kodifizierung der Patientenrechte, wie sie im zweiten Kapitel dieser Hausarbeit schon einmal angeführt wurde, ist auf verschiedener rechtlichen Ebenen verfestigt. Die ersten wären hier in der Deklaration von Lissabon im Jahre 1981 vom Weltärztebund formulierten Rechte des Patienten bei der ärztlichen Behandlung. Sie enthielt anfangs sechs Grundsätze und wurde allerdings auf der Generalversammlung auf Bali neu gefasst und erweitert. Inhalt dieser Rechte waren ein Recht auf Selbstbestimmung und ein Recht auf eine so genannte „Gesundheitserziehung", welche es dem Patienten ermöglicht, geeignete Entscheidungen im Sinne des eigenen Gesundheitszustandes und der zu nutzenden Dienstleistungen im Gesundheitssektors zu treffen. Ein richtiges partnerschaftliches Modell zwischen Arzt und Patient, waren schon Bestandteil dieser Rechte. Über Die Prinzipien der World Health Organisation (WHO), gaben die im Jahr 1994 in Amsterdam verabschiedeten „Principles of the Rights of Patients in Europe" auch eine Orientierungshilfe für zukünftige rechtliche Veränderungen auf den verschiedenen nationalen Ebenen innerhalb der EU. Durch die von der WHO verabschiedeten „Principles", wurde das fundamentale Grundrecht der Patienten auf Selbstbestimmung und der Verfügbarkeit von Informationen schon insofern deutlich gelegt.

Und nun bezogen auf die nationale Ebene, in unserem Sinne, im Bezug auf Deutschland, wäre jetzt zu erwähnen, dass Patientenrechte in Deutschland einerseits im Grundgesetz und andererseits in der Berufsordnung für Ärzte enthalten sind. Laut Grundgesetz ist das Informationsrecht des Patienten in Artikel 2, Absatz 1 und 2 in Verbindung mit Artikel 1, Absatz 1 Grundgesetz des Selbstbestimmungsrechtes geschützt, da diese das Recht auf freie Entfaltung der Persönlichkeit, mitsamt der Untastbarkeit der Menschenwürde und dem Schutz (Artikel 2, Absatz 2 GG) des Lebens sowie der Körperlichen Unversehrtheit enthalten. Daraus kann interpretiert werden, dass es jedem Menschen ermöglicht werden soll, an das benötigte Informations- und Beratungsangebot zu gelangen, um seine Gesundheit aufrecht erhalten zu können. Leider muss hinzugefügt werden, dass dahingehend kein ausführliches Patientenrecht auf Information im Grundrecht zu entdecken ist, es kann aber im übertragenen Sinne glücklicherweise auch nicht definit ausgeschlossen werden. (vgl. Bürger , 2003, S. 24 – 28)

In der ärztlichen Berufsordnung in Deutschland hatte der Gedanke der Rechte des Patienten (auf eine ausführliche Gesundheitsberatung) leider bis vor wenigen Jahren noch keinen expliziten Eingang gefunden. Die Neufassung durch den 100. Deutschen Ärztetag 1997 hat dies allerdings deutlich geändert. Dort wurde nämlich im §8 eine

„Aufklärungspflicht" des Arztes gegenüber dem Patient festgelegt. Im Jahre 1999 wurde dann schließlich durch die Charta der Patientenrechte in einem Dokument eine bundesweit geltende Zielsetzung gelegt, ein partnerschaftliches Modell der Arzt – Patienten Beziehung anzustreben und dem Patienten sein „ Recht auf Information" zu gewähren. Hinzu kommt noch sein „ Recht auf Aufklärung und Beratung". (vgl. Bürger , 2003, S. 24 – 28)

Alle supranationalen und nationalen Gesetze und Zielsetzungen bilden an sich ein starkes Fundament, dem Patient auch wirklich (bald) eine gute Beratung im Arzt- Patienten Gespräch zu ermöglichen, ihn zu befähigen und zu motivieren in Kooperation mit dem Arzt seinen Behandlungsverlauf steuern zu können. Dahingehend, bis auf ein explizit zu stellendes Patientenrecht (auf Information und Beratung im Gesundheitswesen) in der Verfassung, wird im Großen und Ganzen, rechtlich gesehen, schon genau auf die Patientenbedürfnisse eingegangen. Problem ist leider in diesem Falle nur, wie wir nicht nur durch Berichte und Vorlesungen im Plenum, sondern auch durch eigene Erfahrungen mit Bekannten und Verwandten gemacht haben, dass bisweilen selbst die Patienten noch nicht genau darüber bescheid wissen, dass sie viel mehr Beratung von ihren Ärzten verlangen können. Außerdem gibt es auch Fälle von medizinischem Personal, welches, auch aus Angst vor allen Vorschlägen des Arztes skeptischen Patienten, nicht ihre Patienten über alle möglichen Konsequenzen und Hintergrundinformationen einer Behandlung informieren möchte. Der Gesichtspunkt des Zeitmangels spielt dahingehend auch eine wichtige Rolle und ist auch nicht in jedem Fall nur eine Ausrede des Arztes. Dahingehend denken wir, dass sowohl die im Gesundheitssektor arbeitenden, als auch die Patienten entweder durch Versicherungen oder weitere Eingriffe des Staates in welcher Form auch immer, auf die Vorzüge eines partnerschaftlichen Modells der Arzt – Patienten Beziehung hingewiesen werden. (vgl. Bürger , 2003, S. 24 – 28)

3.2 Beratungsangebot – Ist Stand einiger Krankenkassen

Werden die im vorigen Kapitel angeführten Gesundheitsberatungen wahrgenommen und deren Inhalte in die Lebensweisen der Versicherten übernommen, so ist es die Absicht, dann fallen viele Behandlungskosten aus. Dadurch werden generell die Ausgaben im Gesundheitssektor gesenkt, was wiederum die Patientenzufriedenheit erhöhen soll und auch der Wirtschaft förderlich ist. Diese Beschreibung umfasst in groben Zügen die Theorie, was beweist die Praxis?

Das Informationsangebot vieler gesetzlicher Krankenkassen gliedert sich bezogen auf ihre Quellen in folgende Ebenen:

1) Telefonische Beratungsdienste / Individuelle u. persönliche Beratungen
2) Broschüren zu verschiedenen medizinischen Themen (versch. Krankheiten, Präventionen, etc.)
3) Sonstige Texte bzw. Textauszüge welche über diverse Themen zu erhalten sind
4) Kursangebote z.B. zur Primärprävention

(vgl. Beyer, 2003, S. 45)

<u>zu 1)</u>

Es gibt schon eine große Anzahl an gesetzlichen Krankenkassen, welche kostenlose telefonische Beratungsdienstleistungen anbieten, welche von Ärzten aus verschiedensten Fachrichtungen besetzt und auch abends zu erreichen sind. Die Krankenkassen geben an, dass diese telefonischen Beratungsdienste zwar ein großes Repertoire an medizinischen Bereichen aufgreift, letztendlich aber nicht einen persönlichen Arztbesuch in seiner Qualität ersetzen kann. (vgl. Beyer, 2003, S. 45)

<u>zu 2)</u>

Broschüren, also meist Informationsquellen von geringem Umfang, enthalten meist Inhaltstexte, welche sich auf derzeitige aktuelle Brisanzen und das rege Interesse der Öffentlichkeit beziehen. Ein Beispiel hierfür wären zum Beispiel Faltblätter zur Vogelgrippe und den potentiellen gesundheitlichen Konsequenzen für den Menschen, was im Jahr 2006 ein hochbrisantes Thema gewesen ist. (Gesetzliche Krankenkassen im Internet, Stand 08.07.2006)

<u>zu 3)</u>

Auf einigen Homepages von gesetzlichen Krankenkassen befinden sich Links zu mehrseitigen Dokumenten (meist im pdf – Format), welche zu bestimmten Themengebieten Auskunft zu geben versprechen. Auch gibt es hin und wieder die Möglichkeit, sich Texte und Unterlagen zuschicken zu lassen, meist unentgeltlich, falls das Interesse besteht, sich über ein Themengebiet genauer zu informieren. (Gesetzliche Krankenkassen im Internet, Stand 08.07.2006)

<u>zu 4)</u>

Auch Kurse zur Primärprävention werden von Kassen gefördert, diese enthalten meistens Informationen über eine gesunde Lebensweise durch ausreichend Bewegung und eine ausgewogene Ernährung. Was ja an sich auch sehr dienlich ist, da Übergewicht mit zu den gefährlichen körperlichen Merkmalen ist, welches Zuckerkrankheit, Bluthochdruck und Schlaganfälle bedingen kann. Stressreduktion wird auch als Thema aufgegriffen und sorgt insofern für den Punkt des Wohlbefindens, welcher laut der WHO- Definition auch ein wesentlicher Faktor für Gesundheit ist. (vgl. Beyer, 2003, S. 45)

Da jetzt nur allgemein aufgeführt wurde, über was für Möglichkeiten Krankenkassen verfügen, Gesundheitskommunikation zu betreiben, möchten wir nun etwas genauer analysieren, inwiefern die verschiedenen gesetzlichen Krankenkassen diese auch ausüben. Dafür riefen wir die Internetauftritte verschiedener gesetzliche Krankenkassen und werden in Augenschein nehmen, welche Beratungs- und Informationsangebote überhaupt angeboten werden. Um dies auch in einer rein objektiven, relevanten und auswertbaren Form machen zu können, werden wir, soweit es uns möglich ist, das Angebot in Hinblick auf seinen qualitativen und quantitativen Charakter hin bewerten. Auch wird von uns bewertet, inwiefern der Zugang zu Informationen auf den verschiedenen Seiten ermöglicht wird, gibt es zum Beispiel Barrieren, welche das Aufsuchen von Informationen erschweren oder gar verhindern. Das Ziel ist schließlich, dass auch wirklich das Angebot so genutzt werden kann, wie es von der Intention her, erwünscht und erwartet wird. Das Wissen, welches wir im Plenum während unseres Studiums zur Bewertung von Internettexten erhalten haben, werden wir dahingehend nutzen, um oben genannte Analysepunkte abzuarbeiten.

3.2.1 Praxisstudie: Vergleich gesetzlicher Krankenkassen in Hinblick auf das jeweilige Beratungsangebot untereinander

Die vorigen Kapitel beschrieben schon, dass Krankenkassen rechtlich dazu angehalten sind, Maßnahmen zu Beratung zumindest ihrer Versicherten (§§13 bis 15 SGB I und § 1 SGB V) anzubieten. Daher erscheint es nur fair, diesen Anspruch auch durch eigene Recherche auf die Probe zu stellen. Wie im vorigen Kapitel bereits erwähnt wenden wir uns qualitativen und quantitativen Gesichtspunkten zu. Unter qualitativen Gesichtspunkten werten wir daher den Aufbau eines Textes (bzw. Beratungsangebotes), dessen Verständlichkeit und dessen Bezug zum Beratungsanspruch im Sinne „kann der Kunde etwas damit anfangen?".

Ein wichtiger Gesichtspunkt war es uns auch, ob ein Beratungsangebot nicht hauptsächlich verwendet wurde, um gute Werbung (Promotion) für die Krankenkasse zu machen, welche dieses anbietet, häufige Bezüge auf bestimmte Medikamente wären dahingehend auch ein negativ zu bemerkendes Kriterium.

Der Quantitative Gesichtspunkt bezieht sich lediglich auf den Umfang des Beratungsangebotes, es macht schließlich keinen Sinn und entspricht auch nicht dem gesetzlichen Anspruch, wenn lediglich ein wenig Informationsmaterial zu wenigen Themen oder im schlimmsten Fall nur einem (brisanten) Thema aufzufinden sind. Eine Abdeckung von verschiedensten Themenbereichen wäre für eine ausgewogene Patienteninformation daher dienlich.

Wir haben uns dafür entschieden zwei Krankenkassen auf ihr Beratungsangebot hin zu untersuchen und zu vergleichen:

1. GEK
2. DAK

(Quelle für Analyse: Internetauftritte der o.g. Krankenkassen, 2006)

GEK (http://www.gek.de)

Der Internetauftritt der GEK ist sehr übersichtlich. Die in der oberen Bildschirmhälfte zu sehende Sitemap führt schnell zu allen relevanten Bereichen der Seite. Zwei Bereiche waren dafür für uns von besonderem Interesse: Gesundheit und Service. Erster enthielt eine knappe Themenerklärungen über zum Beispiel „alternative Medizin". Uns gefiel daran, dass diese Texte kurz und prägnant und leicht verständlich waren, da kaum Fremdwörter genutzt wurden. Außerdem enthält der Punkt Gesundheit spezielle GEK Programme (koordinierte Behandlungsprogramme).Beispiel wäre hier „Besser Leben", dieses Programm soll Behandlungsverläufe besser koordinieren, Arzt und Patient besprechen weitere Vorgänge der Behandlung und der Arzt koordiniert die Zielvorstellungen dann mit anderen Spezialisten, um unnötigen Doppelbehandlungen aus dem Weg zu gehen. Dieses Programm erinnert stark an die Grundidee von „integrierter Versorgung", welche in Zukunft starken Einzug in unser Gesundheitswesen finden soll. Dahingehend geht die GEK schon gute Wege. Unter dem Punkt „Naturgesund leben" in der Rubrik Gesundheit finden sich auch einige Textabschnitte mit in manchen Fällen Zusatzdownloads zur Erläuterung, welche grob Gesagt den Inhalt Gesundheit und Fitness abdecken. Durch meistens nicht länger als eine Seite lange Texte, werden viele praktische Tipps gegeben, wie auf gesunde Art und Weise Sport betrieben werden kann, was eine ausgewogene Ernährung alles enthalten soll und wie man im Alltag auf seine Gesundheit achten kann (zum Beispiel Stress vermeiden). Die Texte sind leicht verständlich, erklären kurz und bündig, inwiefern bestimmte Verhaltensregeln den physischem (und gegebenenfalls auch psysischen Zustand) einer Person zu Gute kommen, damit auch eine Motivation entsteht, sich danach zu richten. (z.B. : Die Anregung des Herz-Kreislaufaparates beim Sport). Sprichwörter aus dem Alltag verdeutlichen, dass diese Texte an die gesamte Bevölkerung gerichtet sind (Beispiel: „ Wer rastet der rostet").

Unter dem Bereich Service werden Telefonberatungsdienste angeboten und Broschüren zum Download bereitgestellt. Neben Broschüren, welche bestimmte Angebote der Krankenkasse und Infos zu Leistungen und Beitragen enthalten, finden sich hier auch (im Bereich „Infopool") kurze Broschüren zu verschiedenen gesundheitsbezogenen Themen (Sucht, Wellness, Stress etc.). Diese befassen sich meist kurz mit der allgemeinen Beschreibung einer Krankheit, benennen dann aber gleich Präventionsmaßnahmen und Verhaltensweisen.

Nicht in allen Fällen, aber bei besonders gravierenden Themen wie Brustkrebs enthalten diese Broschüren sogar ein Impressum und weiterführende Links oder Kontaktangeboten für mehr Informationen oder Beratungsangebote. Außerdem wird in der Rubrik Service auch ein telefonischer Beratungsdienst angeboten.

DAK (http://www.dak.de)

Der Internetauftritt der DAK ist unübersichtlich. Überall befinden sich Links zu verschiedenen Leistungen. Außerdem ist eine klare Aufteilung der Seite auf dem ersten Blick nicht sofort zu erkennen. Vermutlich liegt dies auch stark an der Farbwahl. Der Menüpunkt Kundenservice führt uns zu den Beratungs- und Informationsangeboten der DAK. Leider muss man sich lange umständlich durch die verschiedenen Untermenüs durchklicken, bis das Gesuchte gefunden ist. Einige Links führen, enttäuschenderweise, nur zu einer kurzen, nicht wahrhaft informierenden Textbeschreibung, wie dies zum Beispiel beim Unterpunkt „ Impfen" ist, es wird lediglich darauf hingewiesen früh genug sich mit dem Thema Impfen zu beschäftigen, wenn man in bestimmte Länder reist, und es sei mit dem Hausarzt darüber zu sprechen.

Es besteht auch die Möglichkeit sich kostenlos übers Internet Broschüren zu verschiedenen gesundheitsbezogenen Themen zu bestellen, die dann an die angegebene Adresse per Post geschickt werden. Leider gibt es selten, wie bei der GEK, solche Broschüren zum reinen Internetzugriff, was unserer Meinung nach auch einige Leute abschrecken könnte, diese Informationsbeschaffung wahrzunehmen. Denn: Je schwerer und zeitaufwändiger der Zugriff auf ein Informationsangebot ausfällt, desto seltener wird dieses auch in Anspruch genommen.

Positiv fiel uns allerdings der Menüpunkt Beratung auf. Bestimmte Themengebiete werden darin ausführlich erörtert, allgemeinen Informationen folgen darin Informationen zur Prävention und Behandlung. Ach werden ausreichend weiterführende Links zu weiteren Internetquellen und oft auch Instituten angeboten und auch literarische Quellen vorgeschlagen, denen der/ die Interessierte sich widmen kann, um sich besser zu informieren. In manchen Fällen wird sogar online die Möglichkeit angeboten, sich einem Risiko-Check zu unterziehen, um herauszufinden, ob und in welchem Maße man von einer bestimmten Krankheit betroffen sein kann.

Obwohl ein ausreichendes Angebot an Informationen bereitgestellt wird, fällt auf, dass bestimmte Präventions- und Behandlungsmaßnahmen, zum Beispiel das Verwenden von Zahnseide beim Themenbereich Zahnhygiene in Zusammenhang mit Werbung für Produkte stehen („Powered by Colgate").

Im Vergleich beider Krankenkassen hat sich dabei ergeben, dass das Angebot an Informationsmaterial auf Seiten der GEK war zwar sehr zugänglich und verständlich allerdings wurden größenteils nur die Themenbereiche Ernährung, Sport und Fitness intensiver angesprochen und auch beworben, bestimmte Krankheiten werden nur abseits und dann auch nur in Broschüren behandelt. Dahingehend ist das Angebot der DAK viel weitgreifender und ausführlicher, Nachteil ist nur, dass dieses Angebot nur sehr erschwert durch Menüführung zu erreichen ist und wie schon oben erwähnt, einige Broschüren nicht zum Online-Download angeboten werden. Generell gesagt, fällt auf, dass gesetzliche Krankenkassen zumindest versuchen, den Vorgaben im Bezug auf Beratung gerecht zu werden, legen dies aber nach ihrem eigenen Ermessen aus. Deshalb ist das Informationsangebot auf einigen Seiten nicht umfassend genug.

Natürlich reicht so ein Vergleich in diesem Zusammenhang nicht aus, um für alle gesetzlichen Krankenkassen sprechen zu können. Es dient nur zur Veranschaulichung und einer ersten Meinungsbildung.

3.2.1.1 Statements der Krankenkassen zur Thematik

Zusätzlich zum Vergleich der Beratungsangebote einiger Krankenkassen haben wir In Form einer qualitativen Untersuchung versucht einige Krankenkassen hinsichtlich der von uns gewählten Thematik zu kontaktieren, mit dem Ziel, ein Statement zu den gesetzlichen Vorlagen zur Beratung zu erhalten. In diesem Zusammenhang haben wir versucht die Krankenkassen einmal auf dem schriftlichen Wege zu erreichen und zum anderen evtl. vorhandene Beratungshotlines mit unseren Fragestellungen zu kontaktieren. Dabei sollte natürlich erwähnt werden, dass es sich bei uns keine repräsentative Studie handelt. Dennoch hat dies uns die Möglichkeit verschafft, einen kleinen Einblick in das Vorgehen von Krankenkassen zum Thema Beratung zu bekommen. Insgesamt haben wir dabei versucht 15 gesetzliche Krankenversicherungen zu erreichen, davon 6 inklusive Ihrer kostenlosen Beratungshotline. Hierzu haben wir die folgenden Fragestellungen entwickelt:

1. Wie wird auf Seite ihrer Krankenkasse mit den Gesetzen zur Beratung umgegangen (SGB I SGB V)?
2. Welche Anmerkungen hat ihre Krankenkasse dahingehend?
3. Werden ihrer Meinung nach die Gesetze den Patientenbedürfnissen gerecht?
4. Wo liegen die Chancen einer gesetzlich vorgegebenen Pflicht zur Beratung?

Per E-Mail haben uns in einem Zeitraum von 4 Wochen nur zwei Zuschriften bzw. Antworten erreicht mit der Aussage, einer falschen Interpretation unserer Fragestellung und eines Nicht – Verstehens unseres Anliegens, obwohl wir darum bemüht waren die Fragestellung präzise und neutral zu verfassen. Des Weiteren wurden wir an andere Beratungseinheiten verwiesen. Die andere Krankenkasse hat auf das Gesetzbuch verwiesen, insbesondere SGB I §§13 – 15. Aus der uns erreichten Email zitieren wir dabei die Folgende Aussage: „[…] *Dieser Rechtsrahmen ist unsererseits ausreichend um den Beratungs- und Informationsbedürfnissen der Versicherten umfassend Rechnung zu tragen* […]".

Unser Versuch, den direkten Kontakt über die zur Verfügung stehende Beraterhotlines aufzunehmen kann mit dem Ergebnis beschrieben werden, dass uns kaum eine Auskunft über unser Anliegen hätte gegeben werden können und meistens wurden wir auch an andere Berater verwiesen, die zur Zeit unserer Testdurchführung aber meistens nicht anwesend waren. In drei Fällen waren es zudem nur Praktikanten, die uns eine bzw. keine Auskunft erteilt haben.

Leider war der von uns geplante Selbstversuch, wie oben beschrieben, in diesem Zusammenhang weniger erfolgreich.

4. Ausblick - Evaluation - Fazit

Durch den Inhalt des SGB 1 und 5 werden rechtliche Grundlagen geschaffen, welche einerseits Krankenkassen dazu anhalten Beratungsangebote- und dienste anzubieten, andererseits dem Patienten das Recht auf Aufklärung und Information im Gesundheitswesen sichern. Leider stehen in diesen Gesetzestexten keine expliziten Erörterungen, inwiefern eine Gesundheitsberatung einer (gesetzlichen) Krankenkasse aussehen soll. Darin ergibt sich auch das Problem, dass es den Krankenkassen überlassen bleibt, inwiefern sie diesem Anspruch auch gerecht werden. Dadurch erhalten sie einen großen Freiraum zur Ausgestaltung ihres Informationsangebotes. Da der Gesundheitsmarkt allerdings, wie jeder andere Markt auch, ein durch Konkurrenzkampf um Kunden geprägter Bereich ist, zählen Qualitätsmerkmale, welche um die Gunst oder Missgunst dieser entscheiden. Wird ein großes Angebot an Beratung und Information bereitgestellt? Befasst sich dieses auch mit vielen relevanten Themenbereichen oder wird nur grob und oberflächlich das Wichtigste abgehandelt? Ist dieses Angebot auch mit geringem Aufwand zu erreichen und ist es qualitativ hochwertig? Ist der Umgang mit Kunden auch so freundlich und entgegenkommend wie erwartet? All diese Kriterien und noch mehr locken Kunden an oder vergraulen diese. Insofern ist eine weitere gesetzliche Anordnungen zur genaueren Ausgestaltung des Beratungsangebotes unserer Meinung nach nicht zwingend notwendig, da die Interdependenz des Gesundheitsmarktes schon allein dafür entscheiden wird. Heutzutage unterscheiden in der Marktwirtschaft verschiedene Unternehmen nämlich nicht mehr dadurch, dass sie, wie zu Beginn der Industrialisierung, einfach mehr Produzieren als die anderen, und dadurch einen Marktvorteil für sich gewinnen, sondern sich unterscheiden sich dadurch, inwiefern ihre Produkte und Dienstleistungen sich qualitativ von der großen Konkurrenz abheben. Aufgrund dieser Erkenntnis, erlauben wir uns auch diese Orientierungsvorstellungen für den Gesundheitssektor.

Im Zusammenhang mit den Informations- und Beratungsangeboten der Krankenkassen befinden sich auch die dazu angebotenen Leistungsangebote im Sinne von Rehabilitationsanbeboten etc. Diese können dann nämlich besser greifen, da Patienten besser verstehen, welchen positiven Effekt diese Maßnahmen für ihre Gesundheit haben könnten und würden dieser daher auch eher in Anspruch nehmen. Ihnen sollte allerdings auch nahe gebracht werden, dass bestimmte Maßnahmen nur dann in Anspruch genommen werden sollten, wenn diese auch anzuraten sind.

Außerdem muss vielen Krankenkassen auch deutlicher vor Augen geführt werden, dass gut beratene Patienten sich auch mehr mit ihrer eigenen Gesundheit befassen und ihre Lebensweise darauf anpassen. Diese Patienten sind im Großen und Ganzen auch meist gesünder als andere und kosten insofern der Krankenkasse auch nicht mehr so viel Geld, da kostenintensive Behandlungen ausfallen. Denn besonders übergewichtige Menschen, welche sich nicht ausreichend bewegen und unausgewogen ernähren, gehören, aufgrund eines erhöhten Schlaganfall-, Herzinfarkt, und Zuckerkrankheitrisikos zu den Gruppen, welche den Krankenkassen mit am meisten Geld kosten. Investition in Beratungs- und Informationsangebote würden sich dementsprechend auszahlen.

Die Analysen, welche wir im Zuge dieser Hausarbeit, durchgeführt haben, ergaben leider, dass zumindest was die telefonische Beratung angeht, einige Krankenkassen nicht das halten, was sie versprechen: Es werden keine Informationen geboten welche einem Patienten/ Versicherten oder schlichtweg Rat suchenden das Gefühl geben könnten, auf der anderen Seite des Hörers befände sich ein kompetenter Berater, welcher die rechtlichen Grundlagen seiner Beratungsaufgabe auch ausreichend kennt und der prägnanten Gesundheitsberatungsaufgabe gerecht werden kann. Außerdem, wie schon oben erwähnt, wurden wir am Telefon oft weitergeleitet und es befanden sich Praktikanten am Hörer, welche bestenfalls oberflächlich zu gesundheitsbezogenen Themen hätten Auskunft geben können.

Dies Ergebnis spricht fast für eine Beratungshotline, welche schnell in Angriff genommen wurde, um den Anschein zu erwecken, der Beratungsansatz sei konsequent behandelt worden.

Um diese Kritik aber (glücklicherweise) ein wenig entkräftigen zu können muss an dieser Stelle erwähnt werden, dass unsere Analyse aufgrund einer nur geringen Anzahl an untersuchten Beratungsangeboten von Krankenkassen, nicht im ausreichenden Sinne Repräsentativität widerspiegelt. Da allerdings an sich nur die Telefonhotlines der von uns untersuchten Krankenkassen keine gute Kritik erhalten haben, fiel dies im Sinne des Informationsangebotes in Broschüren und (Internet-) Texten ganz anders aus. Hier wurde wahrlich der Anschein erweckt, als wurde sich bemüht und ein relativ großer Themenbereich abgedeckt. Ein Beispiel wurde auch gefunden, in dem die Arzt-Patienten Beziehung gestärkt wurde („Besser-Leben" Programm der GEK), dies ist wirklich ein Herankommen an die Zielsetzung des „Mündigen Patienten". Im Sinne dieses Ergebnisses blicken wir, die Autoren dieser Hausaufgabe, doch positiv in die Zukunft und erwarten, dass man sich als Patient im deutschen Gesundheitswesen doch bald „wirklich gut beraten" fühlt.

Literaturverzeichnis

Behnke, K., Demmler, G. und Unterhuber, H. (2001): Gesundheitsberatung als Antwort auf veränderte Gesundheitsbedürfnisse. In: Brinkmann-Göbel, R. (Hrsg.): Handbuch für Gesundheitsberater. Bern, Verlag Hans Huber, S. 54.

Berkenkopf, A. (2004): Gesundheitsberatung: Eine substantielle Aufgabe der Gesetzlichen Krankenversicherung (GKV). Bachelor – Arbeit. Hallenberg. 2004, S. 18 – 20.

Beyer, M. (2003): Personale Gesundheitsberatung in der gesetzlichen Krankenversicherung: Welche Chancen, Aufgaben und Ziele ergeben sich für die Kunden und die gesetzlichen Krankenversicherungen in der personalen Gesundheitsberatung? Bachelor – Arbeit. Plön. 2003, S. 14 – 19, S. 33, S. 42, S. 45.

Bürger, C. (2003): Patientenorientierte Information und Kommunikation im Gesundheitswesen. Dissertation. Deutscher Universitäts – Verlag, Wiesbaden. S. 21 – 30.

„Definition of Health"
Online im Internet: WWW: http://www.who.int/about/definition/en/ (Stand 2003)

„Definition Sozialgesetzbuch"
Online im Internet: WWW: http://de.wikipedia.org/wiki/Sozialgesetzbuch (Stand 02.06.2006)

Dierks, Marie-Luise et al. (2001): Patientensouveränität. Der autonome Patient im Mittelpunkt. Arbeitsbericht Nr.195; Hannover, Institut für Sozialmedizin, Epidemiologie und Gesundheitssystemforschung, August 2001. S. 4 – 26.

Faltermaier, T. (2004): Gesundheitsberatung. In: Nestmann, F., Engel, F., Sickendiek, U.: Das Handbuch der Beratung. Band 2: Ansätze, Methoden und Felder. Tübingen, DGVT-Verlag, S. 1063.

Francke, R., Mühlenbruch S. (2004): Organisationsrecht der GKV, Patientenberatung in Deutschland – Zum Ende der ersten Förderphase nach § 65b SGB V. In Berkenkopf, A.

(2004): Gesundheitsberatung: Eine substantielle Aufgabe der Gesetzlichen Krankenversicherung (GKV). Bachelor – Arbeit. Hallenberg. 2004, S. 19

Hauss, F., Gatermann D. (2004): Die Erhöhung der Nutzerkompetenz von Krankenversicherten. Schaffung und Handlungs- und Unterstützungsstrukturen. Setzkasten GmbH, Düsseldorf 2004, S. 14 – 15.

Köhler, C. (1998): Integration des Patienten in medizinische Informationskreisläufe. In: Kaltenborn, K. (2001): Medizin- und gesundheitsrelevanter Wissenstransfer durch Medien. In: Hurrelmann, K. & Leppin, A. (Hrsg.) Moderne Gesundheitskommunikation: vom Aufklärungsgespräch zur E – Health. Verlag Hans Huber, Bern. S. 49.

Plönes, J. (2001): Rechtlich relevante Aspekte des Berufs- und Handlungsfeldes Gesundheitsberatung. In: Brinkmann-Göbel, R. (Hrsg.): Handbuch für Gesundheitsberater. Bern, Göttingen, Toronto, Seattle: Huber. S. 467-471.

Rechtien, W. (1998): Beratung - Theorien, Modelle, Methoden. München u. Wien, Profil. In: Schmidt – Kaehler, S.: Gesundheitsberatung im Internet. Nutzwert, Evaluation und Positionierung internetgestützter Informations- und Beratungsleistungen für Bürger, Versicherte und Patienten in der gesundheitlichen Versorgung. Dissertation. Bielefeld, 2005, S. 23.

„SGB I - Allgemeiner Teil. Zweiter Abschnitt: Einweisungsvorschriften. Erster Titel: Allgemeines über Sozialleistungen und Leistungsträger, § 13, § 14, § 15"
Online im Internet: WWW:
http://www.karent.de/13_Aufklaerung.507.0.html &
http://www.karent.de/14_Beratung.508.0.html &
http://www.karent.de/15_Auskunft.509.0.html

„SGB I - Allgemeiner Teil. Zweiter Abschnitt: Einweisungsvorschriften. Zweiter Teil; Einzelne Sozialleistungen und zuständige Leistungsträger, § 21"
Online im Internet: WWW:
http://www.karent.de/21_Leistungen_der_gesetzliche.1172.0.html

„SGB V - Gesetzliche Krankenversicherung. Drittes Kapitel: Leistungen der Krankenversicherung. Dritter Abschnitt: Leistungen zur Verhütung von Krankheiten, § 20"
Online im Internet: WWW:

http://www.karent.de/20_Praevention_und_Selbsthilf.2274.0.html

„SGB V - Gesetzliche Krankenversicherung. Drittes Kapitel: Leistungen der Krankenversicherung. Zehnter Abschnitt: Weiterentwicklung der Versorgung, § 65b, § 66"
Online im Internet: WWW:

http://www.karent.de/65b_Foerderung_von_Einrichtun.2657.0.html &
http://www.karent.de/66_Unterstuetzung_der_Versich.2658.0.html

„SGB V - Gesetzliche Krankenversicherung. Viertes Kapitel: Beziehungen der Krankenkassen zu den Leistungserbringern. Elfter Abschnitt: Beziehungen zu den Leistungserbringern in der integrierten Versorgung, §§ 140 ff"
Online im Internet: WWW:

http://www.karent.de/140a_Integrierte_Versorgung.2780.0.html

„SGB V - Gesetzliche Krankenversicherung. Neuntes Kapitel: Medizinischer Dienst der Krankenversicherung. Erster Abschnitt: Aufgaben, § 275"
Online im Internet: WWW:

http://www.karent.de/275_Begutachtung_und_Beratung.2927.0.html

Vieß, G. (1995): Patientenunterstützung und –beratung durch die Träger der gesetzlichen Krankenversicherung. In: Dambrowski, W. et al.: Patienten im Gesundheitssystem: Patientenunterstützung und –beratung. Maro Verlag, Augsburg. S. 160. In Berkenkopf, A. (2004): Gesundheitsberatung: Eine substantielle Aufgabe der Gesetzlichen Krankenversicherung (GKV). Bachelor – Arbeit. Hallenberg. 2004, S. 19